REMEDIOS NATURALES

Guías Ecuestres Ilustradas

REMEDIOS NATURALES

Christopher Day

Ilustraciones de
Carole Vincer

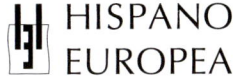

HISPANO
EUROPEA

Asesor técnico: **Julia García Ràfols**

Título de la edición original: **Natural Remedies.** (Primera edición inglesa publicada como: *Threshold Picture Guides, number 35.*)

E-mail: hispanoeuropea@hispanoeuropea.com

© de la traducción: **Marta Valls**

Depósito Legal: B. 26356-2008

ISBN: 978-84-255-1385-5

Segunda edición

Consulte nuestra web:
www.hispanoeuropea.com

Índice

Introducción   7

La nutrición y la dieta   9

El herraje y el equipo 10

La homeopatía 11

Las hierbas 12

Las terapias naturales alternativas 13
Las flores de Bach 13
Las sales 13
Los aceites esenciales 13
La magnetoterapia 13

Las heridas y los primeros auxilios 14
Si el caballo tiene un choque 14
Si hay abrasiones 14
En caso de contusión 14
En caso de corte 14
En caso de fracturas óseas 14
En caso de punción o herida producida con al-
gún objeto punzante 15
En caso de esguince 15
En caso de edema 15
En caso de hemorragia 15
Lesiones en la córnea del ojo 15

Los abscesos 16

Las alergias (incluida la urticaria) 16

La artritis 17

Los problemas del dorso 18
Otras terapias 18

El cólico 19

La tos 19

La diarrea 20

Las secreciones 20

Los cascos 21
Los clavos 21
Grietas 21
Cascos débiles o de crecimiento lento 21
Pus en el casco 21
Los sobrehuesos y la falta de flexibilidad del
casco 21
Los arestines 22
La enfermedad del hueso navicular 22

La laminitis 23

Dermatitis infecciosa 23

Nerviosismo y excitabilidad 24

La tiña 24

Las rozaduras de la silla 25

El sobrehueso 25

Las distensiones en los tendones, ligamentos
y músculos 26
Tendones y ligamentos 26
Distensiones musculares/lesiones muscula-
res 26

Las afecciones cutáneas alérgicas 27

Las vejigas 27

Guía de dosificación y administración 29
Homeopatía 29
Hierbas 29
Las sales 29
Las flores de Bach 29
Los aceites esenciales 29
Los imanes 29

Anotaciones personales 31

Introducción

El caballo actual lleva una vida muy distinta de la de sus antepasados. La domesticación le ha impuesto unas condiciones de vida extrañas a su naturaleza y también le ha exigido que realice distintos trabajos. Desgraciadamente, estos factores tienen tendencia a provocar más enfermedades de las deseadas.

Este libro no pretende tan sólo contribuir a mitigar los posibles efectos nocivos que la vida, la alimentación y el trabajo actuales suponen para el caballo, sino también proponer remedios naturales para muchas de las afecciones más corrientes que puede llegar a padecer.

Este libro tiene la finalidad de que las personas que se preocupan de sus caballos puedan, en muchos casos, tratar las dolencias habituales lo más rápida y eficazmente posible, dándole además el mayor número de posibilidades para su rápida recuperación. El lector debe ser capaz de identificar la enfermedad de su caballo y administrarle una medicación natural seleccionada según sus conocimientos o preferencias. Por esta razón el libro proporciona información sobre las distintas terapias naturales que existen, como la homeopatía, la utilización de hierbas, las sales, las flores de Bach, los aceites esenciales, etc., además de hacer una breve descripción de estas terapias. La acupuntura ha sido excluida ya que no es un tratamiento que pueda realizar uno mismo.

La nutrición y la dieta son la clave para que el caballo pueda tener una buena salud. Por esta razón hay un apartado dedicado a este ámbito de fundamental importancia. La medicina natural estimula la curación, mientras que una dieta saludable es básica para tener una buena salud y una rápida recuperación.

El libro está dirigido a los jinetes o los cuidadores de caballos que se ocupan de ellos y que desean asumir cierto grado de responsabilidad en la realización de su trabajo. No pretende sustituir a los veterinarios cuya consulta es imprescindible en caso de enfermedades graves. Sin embargo, debemos avisar al lector de que actualmente muy pocos veterinarios tratan a los caballos del modo descrito en este libro.

La nutrición y la dieta

El caballo doméstico moderno es el resultado de la evolución, durante unos 45 millones de años, de una pequeña criatura del tamaño de un perro, que en la época del Eoceno vivía en un entorno constituido por una rica vegetación y por bosques, y que acabó transformándose en un animal grande, rápido y fuerte, poblador de las praderas, que se alimenta principalmente de pasto, hierbas y plantas ricas en fibra.

Su dentadura y su sistema digestivo se han desarrollado para comer forraje. La dentadura es un instrumento muy potente para masticar y triturar los tallos de las plantas antes de que lleguen al estómago. La comida llega a los intestinos, que actúan como una gran cuba de fermentación en la que se van separando componentes cada vez más pequeños gracias a las bacterias y otros microorganismos.

Un caballo debe tener una dieta natural lo más parecida posible a sus necesidades actuales. Deben evitarse los subproductos, las vitaminas artificiales, la pulpa de remolacha, las melazas y los productos azucarados, los antioxidantes químicos y demás conservantes, etc., que son contraproducentes y pueden alterar el normal funcionamiento de la flora intestinal de la que depende el caballo. Los suplementos normalmente no son necesarios y deben ser acordes con los principios mencionados anteriormente. Deben incluirse en la dieta y ser compatibles con la misma para no crear desequilibrios.

La mejor dieta básica para el caballo es la hierba de los pastos tradicionales, que se compone de distintas plantas muy saludables, o el heno cultivado en campos similares. Deben evitarse los fertilizantes artificiales. En caso de que sea necesario un aporte adicional, deben darse materias primas sin adulterar, como la avena, la cebada, el salvado, etc.

Si se pueden conseguir alimentos ecológicos, mucho mejor. Gran parte de las enfermedades que afectan la mente y el cuerpo del caballo dependen en gran medida de la alimentación. Ningún medicamento funciona bien sin una dieta adecuada, por lo cual deben integrarse la dietética y la medicina.

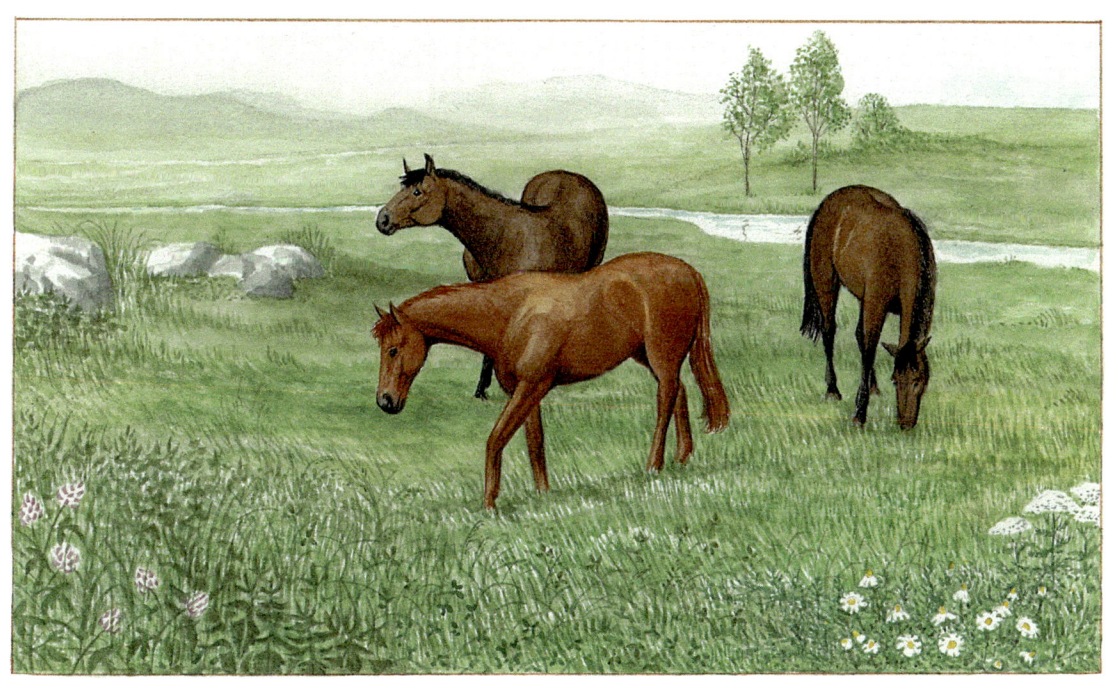

El herraje y el equipo

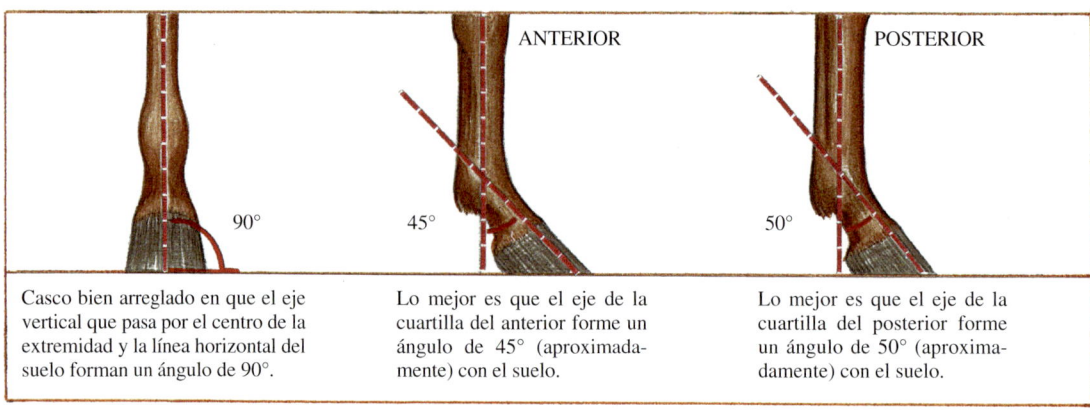

ANTERIOR

POSTERIOR

90°

45°

50°

Casco bien arreglado en que el eje vertical que pasa por el centro de la extremidad y la línea horizontal del suelo forman un ángulo de 90°.

Lo mejor es que el eje de la cuartilla del anterior forme un ángulo de 45° (aproximadamente) con el suelo.

Lo mejor es que el eje de la cuartilla del posterior forme un ángulo de 50° (aproximadamente) con el suelo.

Las sillas o los arneses que utilizamos para los caballos, las herraduras de metal que les ponemos en los cascos y el trabajo que les hacemos realizar tienen un efecto decisivo sobre su salud.

Las extremidades de los caballos han evolucionado para moverse hacia delante y hacia atrás, pero no lateralmente. Por consiguiente, la forma de los cascos en lo que respecta a la longitud del dedo en relación con la del talón y su aplomo son fundamentales. Deben arreglarse los cascos y ponerles herraduras para que siempre pisen plano cuando la extremidad correspondiente esté en posición vertical (por ej., vistos de frente debe haber 90° entre la línea central de la herradura y la de la extremidad).

Si la silla se pone correctamente sobre el dorso del caballo, el asiento debe quedar en posición horizontal (por ej., debe estar suficientemente retrasada para permitir el movimiento de los hombros). La silla debe estar centrada sobre la espina dorsal, vista desde la parte posterior del caballo cuando está cuadrado. El puente a la altura del borrén delantero debe ser suficientemente amplio para permitir el movimiento de los músculos de la cruz. Debe haber suficiente espacio entre la cruz y el borrén. El asiento y el puente no deben rebotar contra el dorso del caballo durante el trabajo. Aparte de esto, el resto del equipo debe estar a la medida del caballo, ser cómodo y conservarse en perfectas condiciones.

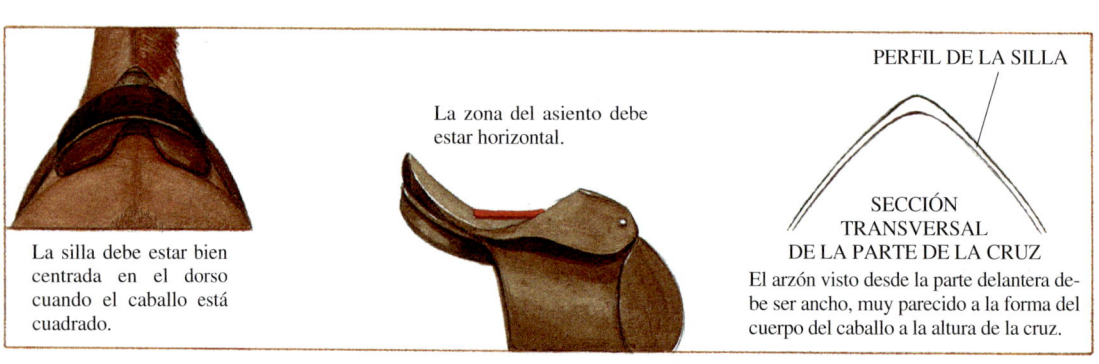

PERFIL DE LA SILLA

La zona del asiento debe estar horizontal.

SECCIÓN TRANSVERSAL DE LA PARTE DE LA CRUZ

La silla debe estar bien centrada en el dorso cuando el caballo está cuadrado.

El arzón visto desde la parte delantera debe ser ancho, muy parecido a la forma del cuerpo del caballo a la altura de la cruz.

La homeopatía

La homeopatía es un sistema médico en que se utilizan extractos de plantas, minerales y algunas sustancias animales u otras de origen orgánico (normalmente muy diluidas) para curar las enfermedades por la ley de los semejantes. Esta ley fue establecida en Alemania en 1790 por Samuel Hahnemann, cuando descubrió que una sustancia puede curar una enfermedad si es capaz de producir síntomas semejantes a los síntomas de la enfermedad en un cuerpo sano.

Los vegetales, por ejemplo, sirven para obtener productos médicos mediante un proceso de extracción en alcohol y su posterior filtración y dilución en varias series, generalmente de seis a trece, cada una de 1/100. Cada serie sufre una sucusión (fuerte sacudimiento). Estas series son de 6c y 30c respectivamente. Es más fácil obtener la de 6c.

Estos medicamentos son seguros, suaves y no tienen efectos secundarios. Se pueden administrar a yeguas preñadas o lactantes y estimulan extraordinariamente bien la curación si se utilizan correctamente.

Debe tenerse la precaución de guardar los medicamentos en frascos de cristal, a una temperatura fresca y constante, y en un lugar oscuro para preservar toda su eficacia. No deben guardarse sustancias de olor fuerte cerca de estos medicamentos.

Se pueden comprar comprimidos, pastillas, polvos, sustancias critalizadas o líquidos homeopáticos. El usuario puede escoger los medicamentos en función de sus preferencias, pero debe administrarlos al caballo por la boca, teniendo la precaución de no tocarlos con las manos para que no pierdan su eficacia. **No deben ser administrados junto con alimentos concentrados.**

Las dosis no dependen del tamaño del caballo. Por comodidad, el autor sugiere 4 comprimidos, 6 pastillas, media cucharada de café de polvo o 10 gotas de líquido como dosis habitual, en función del tipo de preparado adquirido.

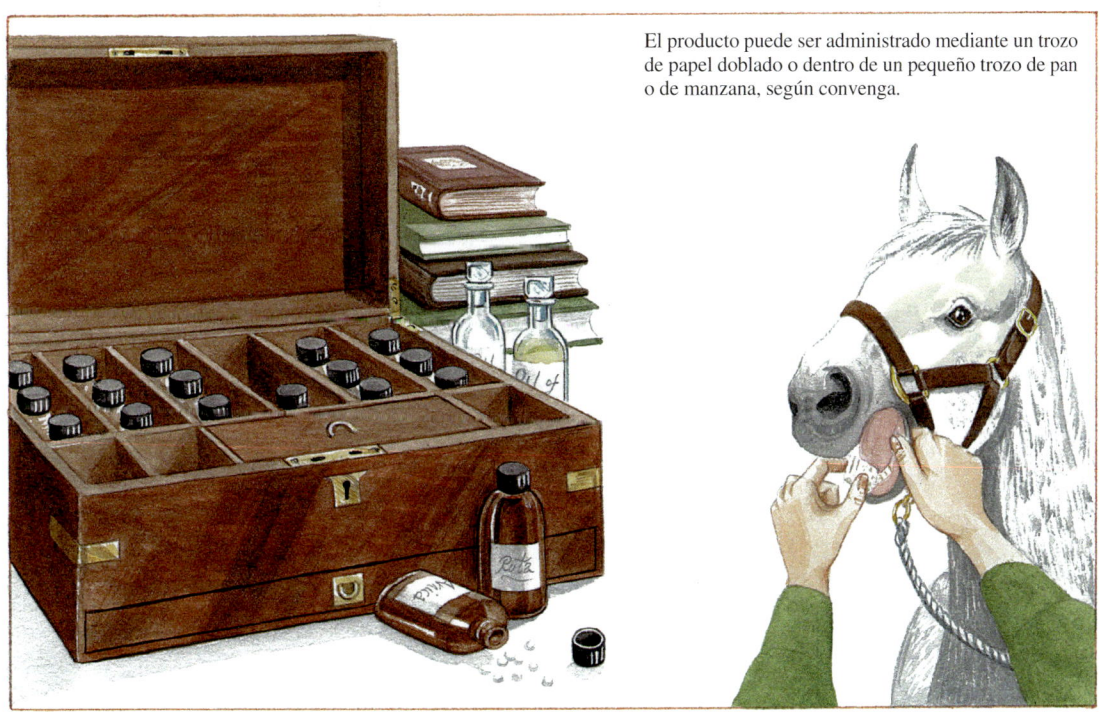

El producto puede ser administrado mediante un trozo de papel doblado o dentro de un pequeño trozo de pan o de manzana, según convenga.

Las hierbas

Los caballos responden bien a los tratamientos con hierbas, y mucha gente cree que el caballo es capaz de seleccionar por sí solo en la naturaleza las hierbas adecuadas entre una amplia variedad de plantas. Esto es difícil de probar, pero la verdad es que el caballo es un animal de gran intuición y sensibilidad. Precisamente por esta razón es muy perjudicial seguir la costumbre actual consistente en «mejorar» los pastos, reduciendo al máximo la variedad de especies existentes y fertilizando la tierra artificialmente destruyendo así de modo constante los minerales naturales que contiene y deshaciendo su equilibrio orgánico natural.

Todas las plantas son un complejo conjunto de sustancias orgánicas y minerales. Algunos de sus ingredientes han demostrado ser auténticos compuestos de efectos medicinales fácilmente identificables. Estos ingredientes son la parte de un todo y su conjunto constituye un valioso medicamento en el que cada ingrediente desempeña un papel fundamental que sirve para equilibrar la balanza. Debe evitarse la utilización de extractos aislados en los que un ingrediente se encuentra aislado de su contexto formado por un conjunto integrado de hierbas.

Las plantas están clasificadas en distintas categorías según los efectos generales que ejercen sobre el cuerpo o sus tejidos y órganos. Algunas de estas categorías son las constituidas por especies **Alterativas** (que restauran gradualmente el buen funcionamiento del cuerpo), **Astringentes** (que tienden a secar las secreciones y el pus), **Amargos** (que estimulan el apetito y favorecen la digestión), **Demulcentes** (que relajan los tejidos internos), **Emolientes** (que relajan los tejidos externos inflamados) y **Vulnerarias** (con propiedades curativas de las heridas).

Se pueden utilizar aisladas o combinadas para conseguir el efecto medicinal y el equilibrio que se desea. La selección y la mezcla de las distintas plantas constituye todo un arte para conseguir buenos efectos y un pleno equilibrio del organismo. Las hierbas pueden utilizarse conjuntamente con otras terapias.

La dosificación de cada hierba es variable y puede ser muy importante. Por regla general las hierbas

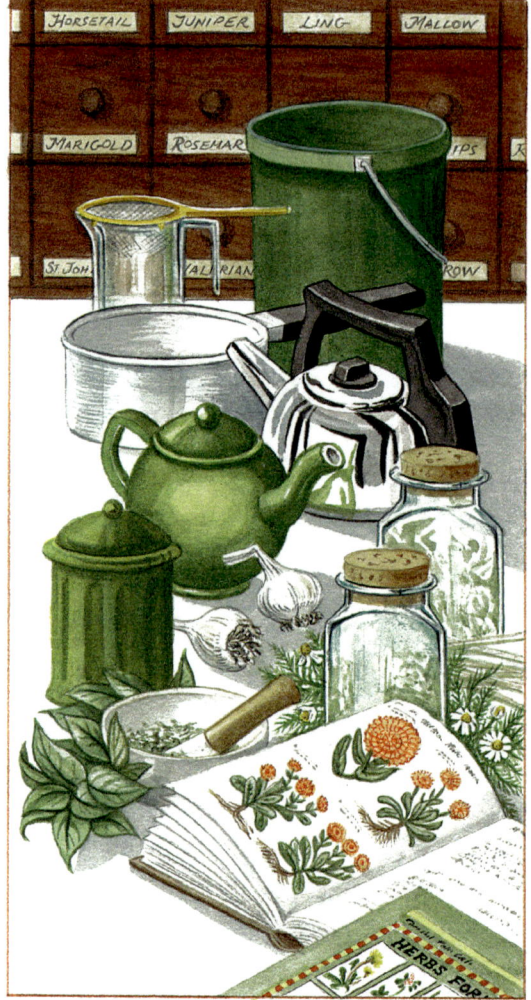

mencionadas en este texto no requieren una dosificación exacta, aunque sí suele estar entre 5 y 30 gramos de sustancia seca.

Atención con los productos comercializados por personas sin experiencia o sin conocimientos sobre la práctica de medicina con plantas medicinales.

Últimamente ha habido muy mala prensa sobre la hierba denominada consuelda. En mi opinión es una crítica injustificada, ya que personalmente he utilizado esta hierba sin haber tenido ningún problema y he encontrado que constituye un remedio de gran eficacia.

Las terapias naturales alternativas

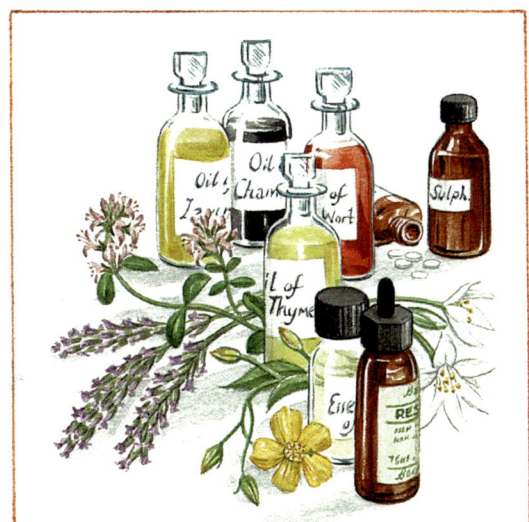

doce sales, aislada o conjuntamente, para restablecer el equilibrio del cuerpo y pueden ser de baja potencia. Se obtienen mediante una preparación similar a la de las medicinas homeopáticas. La «potencia» suele ser de 6x. Estos medicamentos deben manejarse con precaución al igual que los homeopáticos y son de administración oral.

Los aceites esenciales

Estos aceites se extraen de las plantas desde hace más de cien años y se utilizan como potentes sustancias medicinales. Pueden utilizarse para dar masajes o se pueden inhalar; son un variado y versátil instrumento medicinal. La utilización de estos aceites está inevitablemente relacionada con la de las plantas medicinales, pero merecen una especial atención ya que contienen una combinación de ingredientes distinta a la de las plantas madre y operan también de diferente manera. Son seguros si se utilizan dentro de unos límites determinados, pero deben tenerse especiales precauciones, especialmente durante la gestación.

Al practicar un masaje, hay que tener cuidado en no causar ampollas en la piel con aceites demasiado fuertes y no deben hacerse masajes demasiado enérgicos o prolongados.

Las flores de Bach

Edward Bach ideó este sistema de medicina natural enormemente intuitivo alrededor de 1930. Aprovechó la energía curativa de las flores, principalmente remojándolas en una mezcla de alcohol y agua y exponiéndolas a la fuerte luz solar. Las flores de Bach actúan sobre problemas médicos tomando en consideración los aspectos mentales de la enfermedad y se seleccionan mediante el estudio de las características psicológicas y las pautas de comportamiento del paciente. Pueden tener un importante efecto que puede apreciarse en la preparación del remedio de urgencia, que es una combinación de distintas flores y se utiliza en casos de urgencia o estrés. Puede tener extraordinarios efectos calmantes y curativos. En total existen treinta y ocho remedios. Diez gotas constituyen una dosis y se administra por vía oral.

Las sales

En el siglo XIX, el Dr. Schuessler formuló una hipótesis y demostró que los problemas médicos se originaban por un desequilibrio bioquímico basado en el intercambio de sales minerales dentro de las células y en los fluidos extracelulares. Se utilizan

La magnetoterapia

Los pequeños imanes que se ponen sobre las partes lesionadas para aprovechar todas las propiedades de curación del campo magnético son una relativa novedad en el mercado.

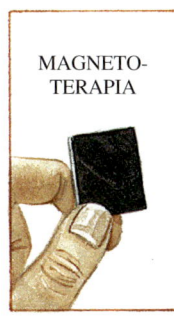
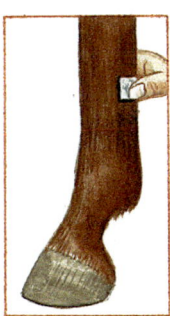
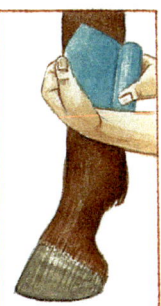

MAGNETO-
TERAPIA

Las heridas y los primeros auxilios

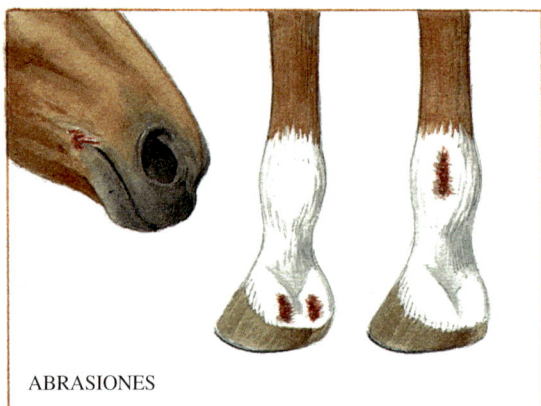

ABRASIONES

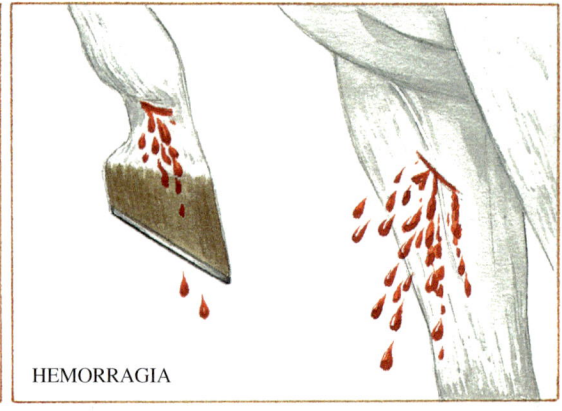

HEMORRAGIA

En caso de heridas debe evaluarse si es necesario consultar al veterinario. Si fuera así, deben tomarse medidas de primeros auxilios para limitar el efecto de la herida y acelerar la curación (una ayuda homeopática rápida y razonable impide la formación de bezo en las heridas y su infección).

Si el caballo tiene un choque
• *Homeopatía:* **Acónito.**
• *Flores de Bach:* **Remedio de urgencia.**
• *Aceites esenciales:* **Alcanfor** o **Melisa** (por inhalación).

Si hay abrasiones
• *Homeopatía:* Tópico de **Corazoncillo** (Hipérico o Hierba de San Juan) y loción de **Caléndula** diluida 1 en 10.

En caso de contusión
• *Homeopatía:* **Árnica** de uso interno, Loción de **Árnica** de uso externo.
• *Aceites esenciales:* **Hisopo** (masaje suave).

En caso de corte
• *Homeopatía:* **Estafisagria** y tópico de **Corazoncillo** y loción de **Caléndula,** dilución de 1 en 10.
• *Hierbas:* **Consuelda.**

En caso de fracturas óseas
• *Homeopatía:* **Consuelda, Árnica.**

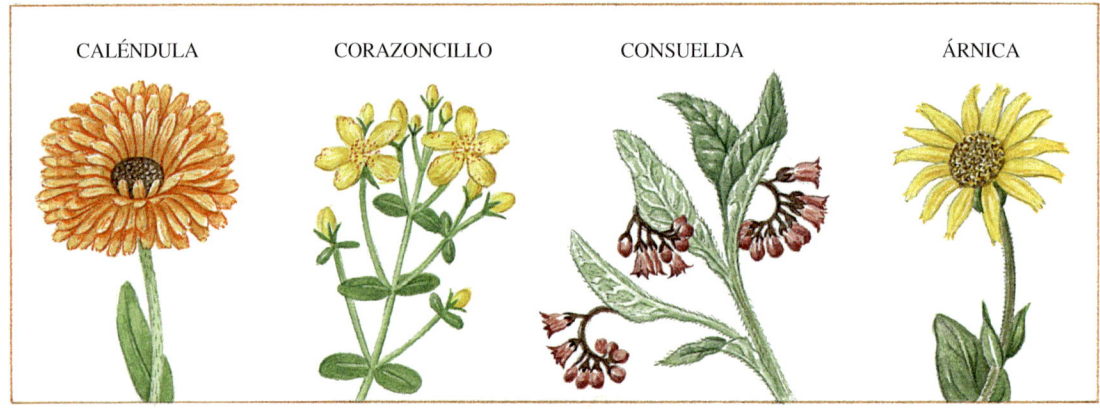

CALÉNDULA   CORAZONCILLO   CONSUELDA   ÁRNICA

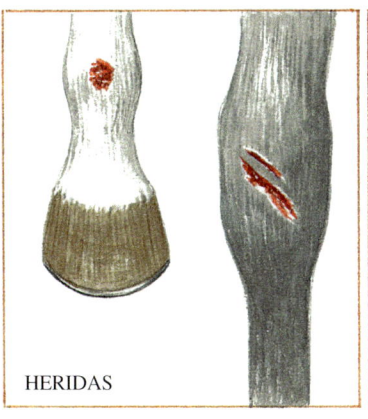

HERIDAS

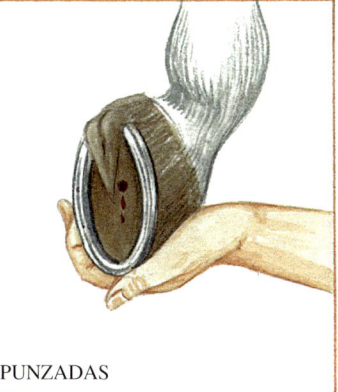

PUNZADAS

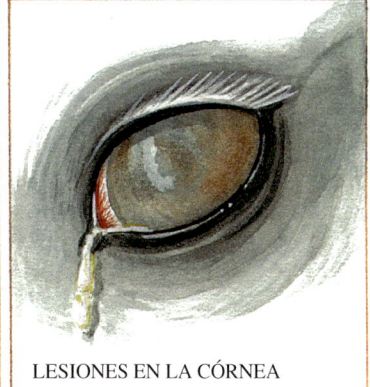

LESIONES EN LA CÓRNEA

En caso de punción o herida producida con algún objeto punzante

(por ej., un clavo: Peligro de tétanos)

- *Homeopatía:* **Ledum** y tópico de **Corazoncillo;** además es aconsejable la loción de **Caléndula** con dilución de 1 en 10.

  Si es en el casco, primero debe abrirse la herida cuidadosamente para permitir su drenaje (*véase* **Abscesos**).

En caso de esguince

- *Homeopatía:* **Ruda.**
- *Hierbas:* **Consuelda.**
- *Aceites esenciales:* **Eucalipto, Lavanda** y **Romero** (masaje).

En caso de edema

- *Homeopatía:* **Miel de abejas.**
- *Sales:* ***Natrum muriaticum, Natrum sulphuricum.***

En caso de hemorragia

- *Homeopatía:* **Fósforo, Hamamelis** o **Crótalo.**
- *Hierbas:* **Milenrama.**
- *Aceites esenciales:* **Ciprés** o **Hierba de San Roberto** (inhalación).

Lesiones en la córnea del ojo

- *Homeopatía:* ***Mercurius corrosivus.***

  Aplicación tópica en el ojo: Tintura de **Eufrasia** diluida: 2 gotas en una huevera llena de agua hervida. *Todos estos remedios se pueden combinar.*

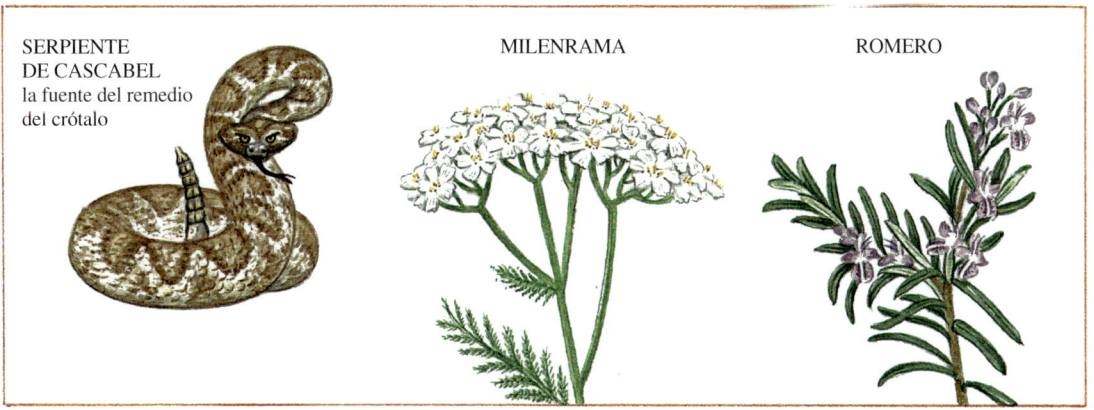

SERPIENTE DE CASCABEL la fuente del remedio del crótalo

MILENRAMA

ROMERO

Los abscesos

Los abscesos se producen en casos de heridas penetrantes en que existe una infección profunda o incluso en la que hay algún cuerpo extraño, como una espina de endrino o de cualquier otro vegetal con espinas ponzoñosas. Las agresiones que pueden llevar a un absceso son numerosas. El tratamiento es igual tanto si se trata de una herida en el casco como en cualquier otra parte del cuerpo. Los abscesos son resultado de la reacción del cuerpo para aislar y eliminar la infección y el tejido muerto, y debe hacerse lo posible para su fomento y eclosión.

En caso de absceso en el casco debe recortarse en la zona de entrada para el drenaje, que es imposible de otro modo. Deberá hacerlo un herrero.

Debe lavarse la zona afectada con agua caliente muy salada o con una solución de sales de Epsom.

Se puede aplicar una cataplasma de pan remojado, salvado remojado, almidón en forma comercial o caolín. Sulfato de magnesio en su forma seca mezclado con glicerina también es un cataplasma muy eficaz. No dejarla puesta durante mucho rato.

- *Homeopatía:* **Hepar sulphuris** en la fase inicial, tres o cuatro veces al día; **Sílice** en las fases posteriores, una vez al día para la resolución del absceso o para activar el proceso de abcedación si es insuficiente; la solución de mercurio es más adecuada en caso de absceso dentario.
- *Hierbas:* Con hojas de **Consuelda** o de **Olmo** de la especie ***Ulmus fulva*** se puede preparar una cataplasma muy útil. ***Echinacea*** de uso interno.
- *Aceites esenciales:* Esencia de **Bergamota** (aplicación local).
- *Sales:* **Sílice.**

(Es posible que los antibióticos anulen la acción de los remedios naturales, ya que suelen retrasar el proceso de abscedación).

Las alergias (incluida la urticaria)

Véase también **La tos**

Si un caballo tiene *rash,* que es una erupción cutánea que tiene los caracteres morfológicos de una enfermedad bien caracterizada, o bien hinchazones circulares o en forma de herradura, seguramente se trata de una reacción alérgica. Puede ser debida a la dieta o a un cambio repentino de las bacterias intestinales.

Esta afección puede ser muy pesada y provocar la inflamación de la cara.

- *Homeopatía:* **Apis mellica,** más cómoda si se aplica en frío; **Ortiga,** más cómoda si se aplica en caliente.
- *Hierbas:* **Bardana,** *Galium aparine* (Rubiáceas), **Diente de león.**
- *Sales:* ***Natrum sulphuricum.***

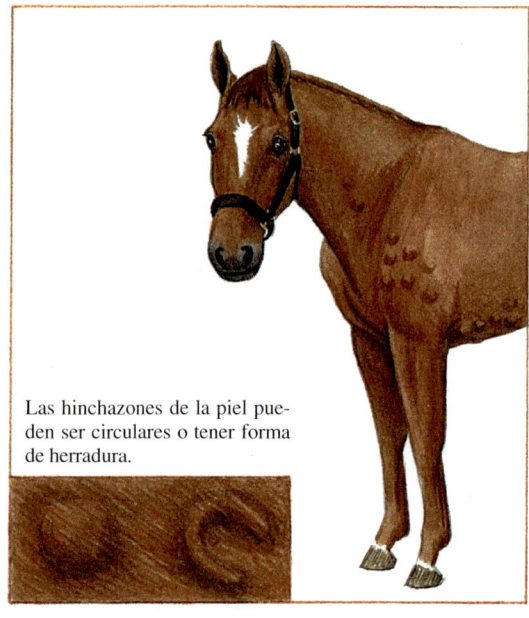

Las hinchazones de la piel pueden ser circulares o tener forma de herradura.

La artritis

Artritis significa exactamente «inflamación de la articulación», y es un término genérico que se refiere a lesiones que van desde los esguinces (véase la página 15) hasta la sesamoiditis. En muchos casos deben adoptarse medidas terapéuticas continuadas además de un tratamiento médico. **Es fundamental una buena nutrición.** Estos remedios abarcan la artritis de la rodilla, cadera, espalda, babilla, corvejones (esparavanes), menudillos, sesamoides, sobrehuesos en la cuartilla, etc. En las páginas 21-22 se hace referencia a los problemas de cascos. La mala colocación de la silla puede provocar, a la larga, artritis debido al incorrecto movimiento de las extremidades. Por consiguiente, siempre debe verificarse que la silla esté bien colocada (véase también el epígrafe «Los problemas del dorso» de la pág. 18).

- *Homeopatía: **Rhus toxicodendron,*** si la cojera es con tiempo frío y húmedo. El caballo se «calienta» y se estira mejor, y además le encanta que le friccionen las articulaciones. **Ruda,** parecida pero de gran eficacia cuando la causa es una hiperdistensión. El peso pasa rápidamente de una extremidad a la otra, por lo que disminuye la presión. **Brionia,** si la cojera mejora con el descanso y si el caballo no quiere moverse. Normalmente la articulación está caliente y duele. **Lava de Hekla** si hay un sobrehueso que sobresale en la articulación.
- *Hierbas:* La **Consuelda,** la **Garra del diablo,** la **bardana,** el **Diente de León,** el *Galium aparine* y las **Ortigas** van muy bien en estos casos.
- *Sales; **Ferrum phosphoricum** o **Magnesium phosphoricum*** en caso de espasmo muscular. ***Calcarea phosphorica*** y ***Natrum phosphoricum*** en caso de rigidez.
- *Aceites esenciales:* Los masajes con **Manzanilla** (camomila), **Lavanda** e **Hisopo** van muy bien.

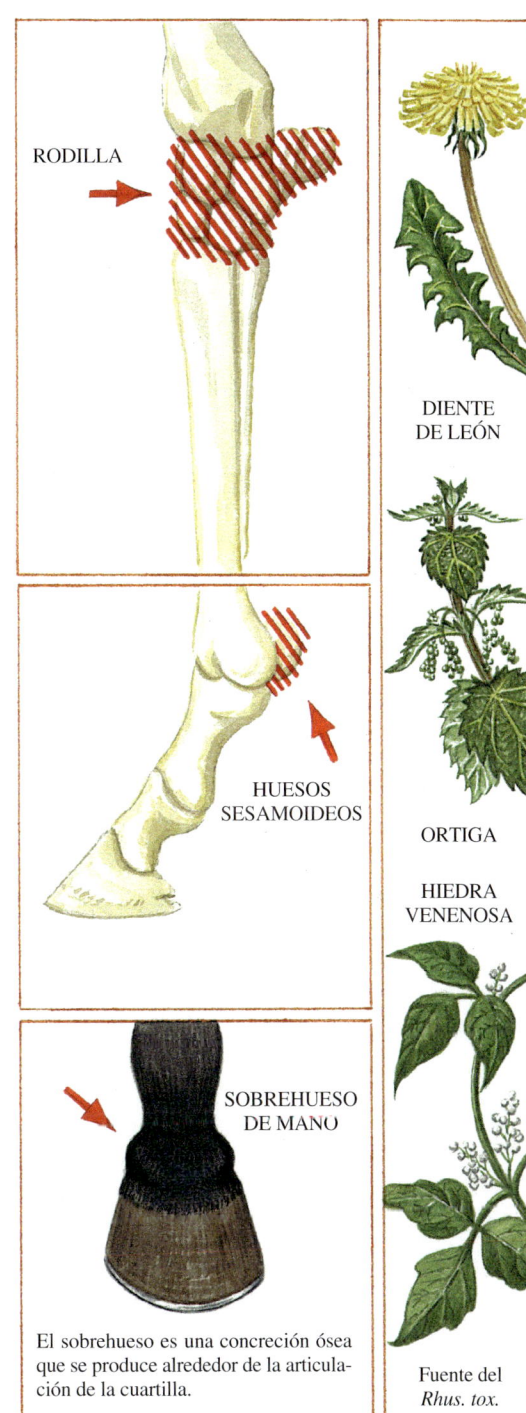

RODILLA

HUESOS SESAMOIDEOS

SOBREHUESO DE MANO

El sobrehueso es una concreción ósea que se produce alrededor de la articulación de la cuartilla.

DIENTE DE LEÓN

ORTIGA

HIEDRA VENENOSA

Fuente del *Rhus. tox.*

Los problemas del dorso

Los problemas del dorso constituyen una parte fundamental de los cuidados y de la terapia aplicada a los caballos.

El tipo de equitación, la montura y las características del ejercicio realizado habitualmente influyen en gran medida en el estado de la espina dorsal, así como el herraje, el estado de la dentadura y su configuración.

Aparte de la labor realizada por buenos profesionales, las terapias mencionadas a continuación pueden ser de gran utilidad:

- *Homeopatía:* **Rhus toxicodendron, Ruta graveolens** y **Árnica** solas o utilizadas las tres conjuntamente.
- *Hierbas:* **Consuelda.**
- *Aceites esenciales:* Masajes con **Lavanda, Romero, Eucalipto** e **Hisopo.**
- *Sales:* **Magnesium phosphoricum, Natrum phosphoricum, Kali phosphoricum** y **Natrum sulphuricum** combinados.

Otras terapias

Las terapias con **láser** y **ultrasonidos** también son útiles si constituyen una parte de la fisioterapia. Únicamente deben utilizar estas terapias fisioterapeutas especializados o veterinarios como tratamiento adicional para favorecer la recuperación del caballo.

La **acupuntura** realizada por un veterinario especializado puede ser de gran utilidad y constituir una parte de un programa terapéutico integrado, pero lo primero que debe hacerse es alinear bien el dorso.

El **masaje** puede realizarlo uno mismo en su casa. El caballo enseguida nos indica cuáles son las cosas que le gustan, le disgustan y lo que necesita, por lo que es una técnica natural de fácil ejecución y perfeccionamiento. Se hace un masaje sobre las masas musculares (deben evitarse los huesos), los movimientos deben ser circulares y generalmente en dirección al corazón para no interferir en la circulación.

Se pueden poner **imanes** en las zonas dolorosas.

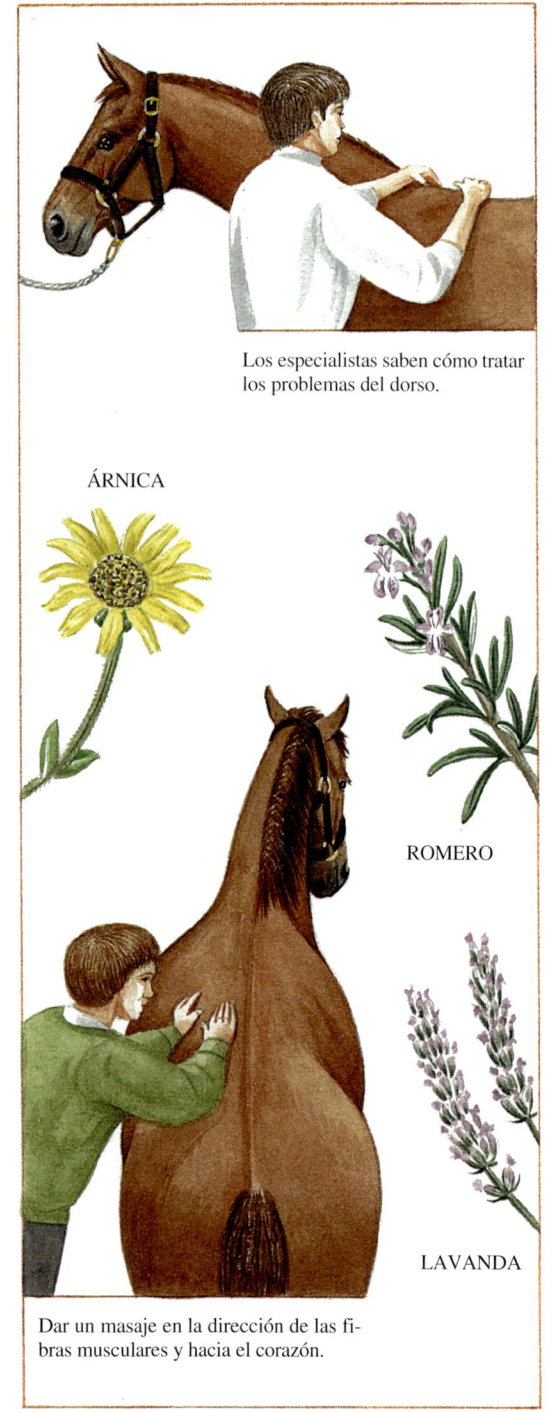

Los especialistas saben cómo tratar los problemas del dorso.

ÁRNICA

ROMERO

LAVANDA

Dar un masaje en la dirección de las fibras musculares y hacia el corazón.

El cólico

El cólico es una afección muy peligrosa, por lo que siempre debe consultarse al veterinario. Sin embargo, durante la espera del veterinario, los remedios homeopáticos pueden ser de gran utilidad a modo de asistencia de primeros auxilios. Debemos comprobar el estado de los dientes del caballo, su dieta y desparasitarlo para intentar que no vuelva a producirse un cólico.

- *Homeopatía:* **Carbón vegetal** si se observan molestias o gases; **Coloquíntida/Nuez vómica** en caso de calambres.
- *Hierbas:* La **Angélica,** la **Menta,** la **Camomila** y la **Valeriana** son de gran ayuda si el caballo sigue comiendo.
- *Sales: **Magnesium phosphoricum.***
- *Flores de Bach:* El **remedio de urgencia** es un tratamiento de apoyo muy útil.
- *Aceites esenciales:* La **Lavanda** tiene un efecto calmante, la **Camomila** y la esencia de **Bergamota** alivian los dolores producidos por los espasmos (inhalación o en puntos de acupresión)

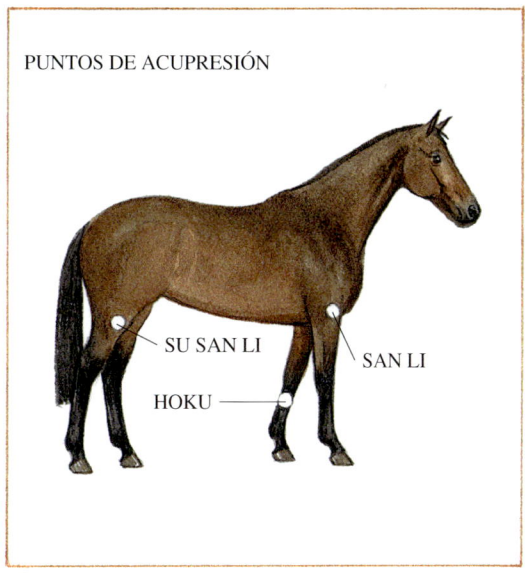

PUNTOS DE ACUPRESIÓN

SU SAN LI

SAN LI

HOKU

El masaje sobre estos puntos ayuda a suprimir el dolor. Para ello se utilizan aceites preparados.

La tos

La tos puede tener muchas causas, pero es importante mencionar las dos principales: la alergia y la infección. Es importante consultar al veterinario para saber distinguir el tipo de tos de que se trata y poder aplicar las medidas de prevención adecuadas. La vacunación contra la influenza u otras infecciones respiratorias no siempre es conveniente o eficaz en todos los animales. Sin embargo, las normas de la competición la exigen.

- *Homeopatía:* **Drósera:** tos profunda y fuerte; **Brionia:** tos que empeora con el movimiento, el caballo tiene sed; **Nuez vómica:** la tos empeora por la mañana y con el frío; **Pulsátila:** tos en un caballo que está tranquilo, con esputos verde–amarillentos que mejora con aire fresco; **Ipecacuana:** tos espamódica; **Arsénico:** tos en un caballo inquieto que tiene sed y la boca seca.
- *Hierbas:* **Equinácea, Verbasco** y **Rocío de Sol.**
- *Sales: **Ferrum phosphoricum*** en la fase inicial; ***Magnesium phosphoricum*** en momentos de paroxismo, ***Kali sulphuricum*** en caso de descargas amarillentas y cuando la tos mejora al aire libre, **Silica** en casos de tos crónica.
- *Aceites esenciales:* **Eucalipto, Cardamomo, Jazmín** y **Menta** (inhalación).

La diarrea

Debe comprobarse la calidad de la alimentación del caballo y de la hierba que come. También debe verificarse que no tenga parásitos. Los remedios naturales son de gran utilidad. En caso de diarrea persistente que puede revestir gravedad, hay que consultar al veterinario.

- *Homeopatía:* **Arsénico** si el caballo tiene sed, tiende a estar deshidratado y tiene la boca seca; ***Mercurius solubilis*** en caso de boca húmeda y el caballo tiene sed; **Nuez vómica** en caso de acaloramiento del caballo; **Cólquico** si la hierba es demasiado rica o está demasiado húmeda; **Quina** después de una diarrea debilitante.
- *Hierbas:* **Agrimonia, Consuelda, Hierba de Robert** de la especie ***Geranium robertarium*** y **Filipéndula** también conocida como hieba de los prados.
- *Sales:* **Fosfato de hierro** en caso de aparición repentina del problema, **Sulfato sódico:** estiércol verde oscuro; **Fosfato de potasa (Kali):** debilidad y estiércol de muy mal olor; **Fosfato cálcico:** en caso de desnutrición.
- *Aceites esenciales:* **Camomila, Geranio, Hierba buena** y **Sándalo** (para inhalar).

Las secreciones

El lagrimeo o las secreciones nasales son indicativos de mala salud y pueden ser síntomas de enfermedades. No obstante, las causas más corrientes de secreciones son las infecciones respiratorias o las alergias. En caso de lagrimeo, debe comprobarse que no haya ningún cuerpo extraño en el ojo. El heno debe ser de buena calidad y sin polvo. La cuadra, bien ventilada y sin olor a amoníaco. Los problemas crónicos sinoidales necesitan de algún medicamento natural especializado y debe evitarse recurrir a la cirugía.

- *Homeopatía:* **Pulsátila:** secreción verdosa y amarillenta, glándulas hinchadas, abatimiento del caballo, falta de sed, empeoramiento por la tarde; ***Mercurius solubilis:*** sed con boca húmeda, secreciones de muy mal olor y purulentas, glándulas hinchadas. ***Hepar sulphuris*** (**Azufre hepático**): secreciones purulentas, temperatura alta, glándulas hinchadas muy dolorosas, tendencia a la formación de abscesos; **Arsénico:** secreciones acuosas cáusticas, nerviosismo del caballo; **Eufrasia:** utilizar la tintura (diluida según se indica en la pág. 15) como loción para el ojo en caso de llagas con secreciones. También puede ser de administración interna y es un eficaz remedio homeopático.
- *Hierbas:* **Equinácea, Saúco, Ajo, Rocío de Sol** y **Menta.**
- *Sales:* ***Kali sulphuricum*** en caso de secreciones amarillentas; ***Kali muriaticum:*** secreciones espesas blancas; ***Natrum muriaticum:*** abatimiento, mucosidad acuosa; ***Ferrum phosphoricum*** en la fase inicial.
- *Aceites esenciales:* **Eucalipto** o **Alcanfor:** se pueden hacer inhalar o se pueden aplicar en los ollares y pueden aliviar al caballo, pero no deben utilizarse con otros remedios homeopáticos; el **Hisopo** también va bien.

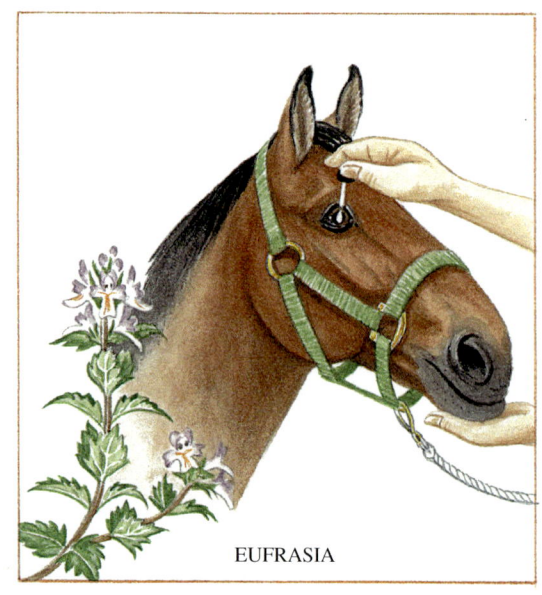

EUFRASIA

Los cascos

Los cascos del caballo son de extrema importancia y ocupan una buena parte del trabajo diario del veterinario. Si consideramos que el herraje, el cuidado y la alimentación del caballo están a un nivel óptimo, los remedios naturales que figuran a continuación van bien para:

Los clavos
• *Homeopatía:* **Árnica** con administración interna. Baños con loción de **Corazonzillo** y **Caléndula** con dilución de 1 en 3.
• *Hierbas:* **Consuelda.**
• *Aceites esenciales:* Poner **Aceite de eucalipto.**

Grietas
• *Homeopatía:* **Grafitos:** normalmente el caballo tiene un aspecto triste y la piel no se cura bien; **Tuya:** al caballo no le gusta el frío y suele tener bastantes verrugas.
• *Hierbas:* **Bardana, Cariofiláceas, Consuelda** y **Ortigas.**

Cascos débiles o de crecimiento lento
• *Homeopatía:* **Grafitos, Sílice.**
• *Sales:* **Sílice.**
• *Hierbas:* **Bardana, Cariofiláceas, Consuelda, Escrofularias** y **Ortigas.**

Pus en el casco
• *Homeopatía:* **Hepar sulphuris (Azufre hepático)** y **Ledum** en la fase inicial, **Sílice** posteriormente. Todas las heridas deben estar bien «abiertas». Seguramente habrá que llamar al herrero o al veterinario (véase también el párrafo titulado «Abscesos», en la página 16).

Los sobrehuesos y la falta de flexibilidad del casco
Requieren la intervención de un especialista y no pueden tratarse en casa, pero la **Consuelda** y el **Sauce** van bien.

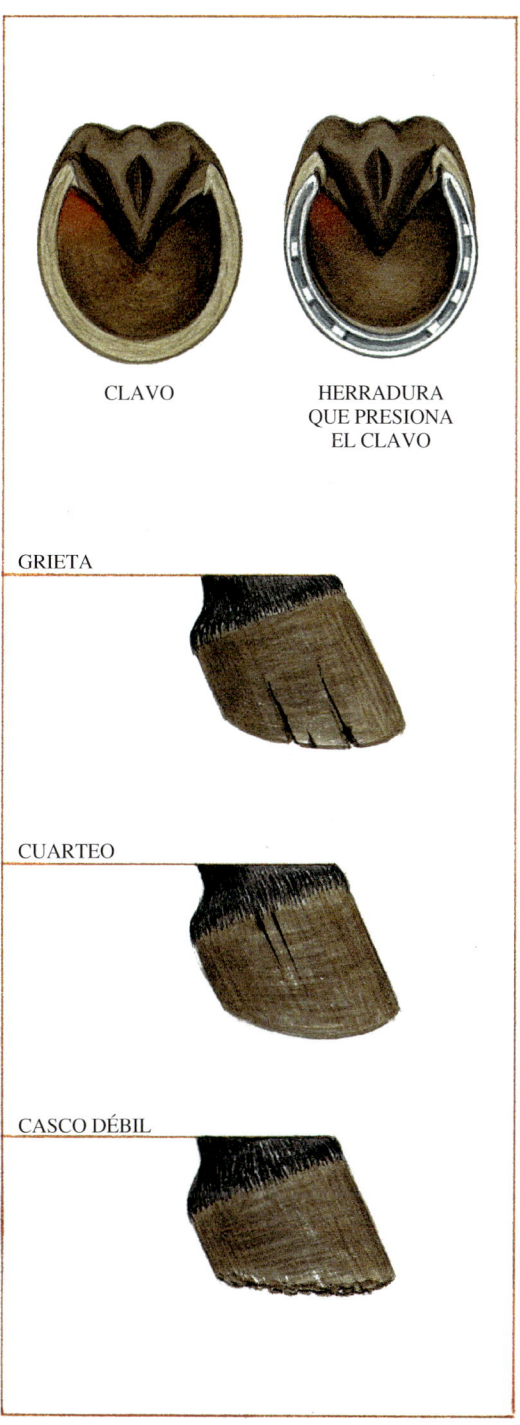

CLAVO

HERRADURA QUE PRESIONA EL CLAVO

GRIETA

CUARTEO

CASCO DÉBIL

Los cascos (cont.)

Los arestines

Esquilar las cuartillas con regularidad va bien para evitar este problema, y también es fundamental recortar la ranilla en el momento del herraje.

- *Homeopatía:* **Hepar sulphuris** de uso interno si el casco está inflamado y caliente. Loción de **Corazonzillo** y **Caléndula** con una dilución de aproximadamente 1 en 3.
- *Hierbas:* **Equinácea.**
- *Aceites esenciales:* El aceite de **Eucalipto** va muy bien para la prevención de arestines, especialmente si el caballo lleva vendas.

La enfermedad del hueso navicular

Requiere la intervención de un especialista y no puede tratarse en casa exclusivamente, pero la **Consuelda** y el **Sauce** alivian mucho los primeros síntomas. Se han conseguido muy buenos resultados con el tratamiento de esta enfermedad gracias a una terapia holística y natural.

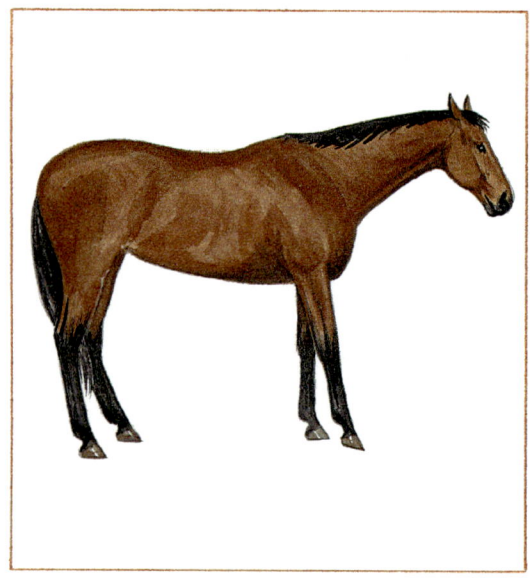

Posición típica de un caballo con enfermedad navicular. El caballo estira las «puntas» de las manos para aliviarse algo.

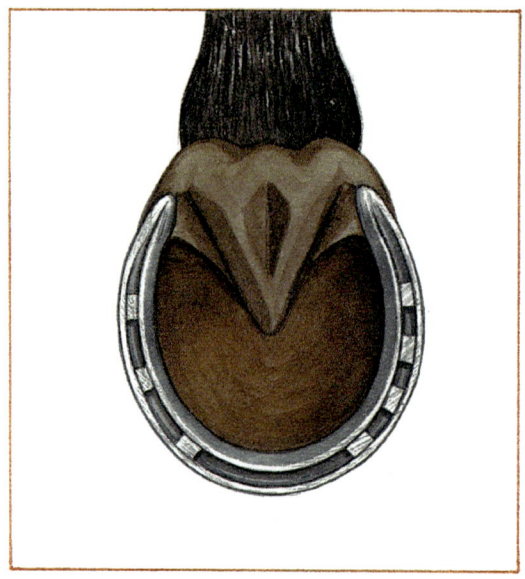

Un casco bien herrado permite que el talón sea flexible.

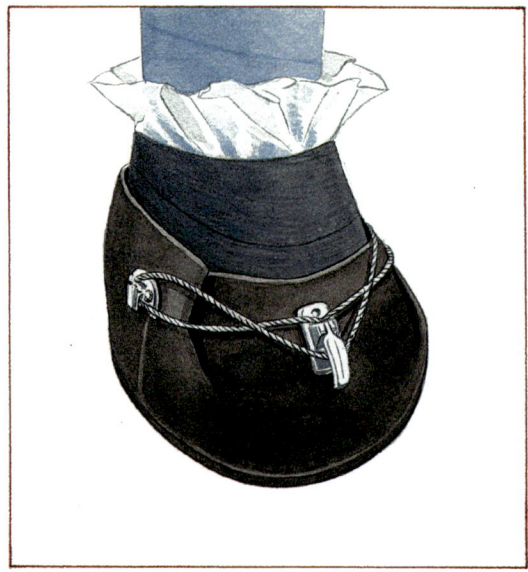

Si es necesario poner una cataplasma después de abrir un absceso, la colocación de una bota de protección servirá para mantener el vendaje en su sitio.

La laminitis

Se trata de una afección que puede llegar a ser muy grave, y la mayoría de las veces requiere la intervención de un veterinario para la selección de los remedios naturales y el tratamiento. Evidentemente, la nutrición es muy importante. Debe evitarse que el caballo coma hierba (sobre todo en praderas fertilizadas o «mejoradas»), reducir el consumo de alimentos concentrados y dar el forraje primero. Evitar alimentos con melazas o productos derivados del azúcar.

Poner al caballo un herraje especial en caso de tratamiento es de gran utilidad, y en casos graves, fundamental. Cuando los cascos están deformados por una laminitis crónica y el hueso pedal ha sufrido un desplazamiento, se suele considerar (muchas veces erróneamente) que se trata de un problema permanente y que deja al caballo parado. Si es posible, debe evitarse recurrir a cualquier tipo de intervención quirúrgica y confiar en la homeopatía veterinaria especializada, en los efectos de las hierbas y en un buen herraje muy específico.

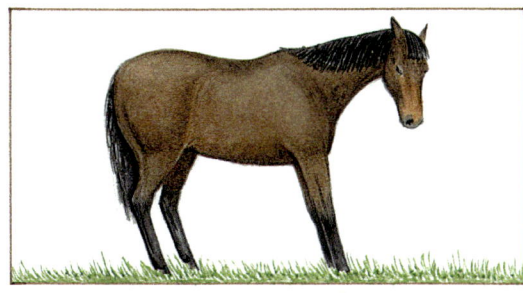

Posición característica de un caballo con laminitis (la inflamación de la cresta del cuello puede ser un síntoma de esta enfermedad).

En casos de urgencia utilizar:

- *Homeopatía:* **Belladona.**
- *Flores de Bach:* **El remedio de urgencia.**
- *Hierbas:* **Sauce** si hay dolor.

Para facilitar la recuperación de deformidades:

- *Hierbas:* **Consuelda.**

Dermatitis infecciosa

Esta afección es muy molesta y puede ser debida a la sensibilidad del caballo a ranúnculos, a un exceso de tréboles, al fango de los prados, a ácaros o a una infestación de la piel por la pulga chigo, *Dermatophilus.* En todos estos casos, deben tomarse todas las medidas adecuadas posibles para reducir la exposición a la causa del problema.

- *Homeopatia:* **Grafito:** grietas en la piel y secreciones pegajosas; la pomada de **Grafito** también puede ser de utilidad; **Arsénico:** rozadura sin pelo, picor en la piel; ***Hepar sulphuris:*** en caso de que los principales síntomas sean la hinchazón y el dolor.
- *Hierbas:* Tópico: **Cariofiláceas, Hidrastina, Maravilla;** de administración interna: **Raíz de Bardana,** *Galium aparine,* **Escrofularia, Ortiga**.
- *Sales: **Kali sulphuricum.***

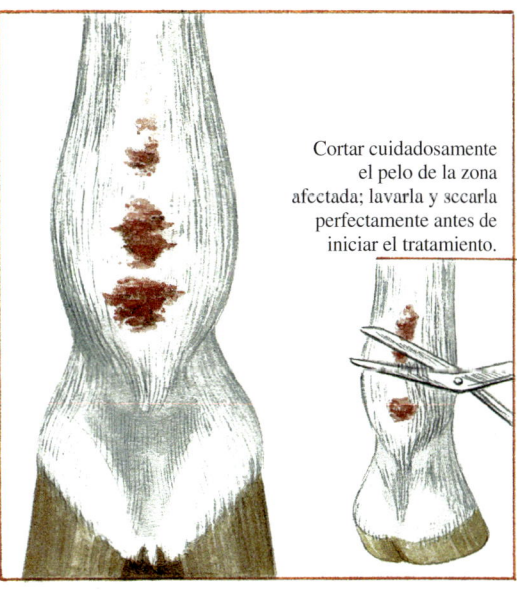

Cortar cuidadosamente el pelo de la zona afectada; lavarla y secarla perfectamente antes de iniciar el tratamiento.

Nerviosismo y excitabilidad

Puede que el caballo sea de naturaleza nerviosa y tienda a excitarse fácilmente, pero también puede ponerse nervioso por tener la silla mal puesta, por estar mal cuidado, por una mala alimentación o por un manejo inadecuado. A veces su comportamiento no es más que la respuesta a un estímulo desagradable o a algo que le resulta incómodo.

- *Homeopatía:* **Nuez vómica, Belladona, Acónito, Estramonio.**
- *Hierbas:* **Lúpulo, Escutelaria** o **Valeriana.**
- *Aceites esenciales:* Las inhalaciones de **Albahaca** y **Lavanda** van bien.
- *Sales: **Kali phosphoricum.***
- *Flores de Bach*: **Impatiens, Verbena, Sauce, Escrofularia, Brezo** o **Helianto.**

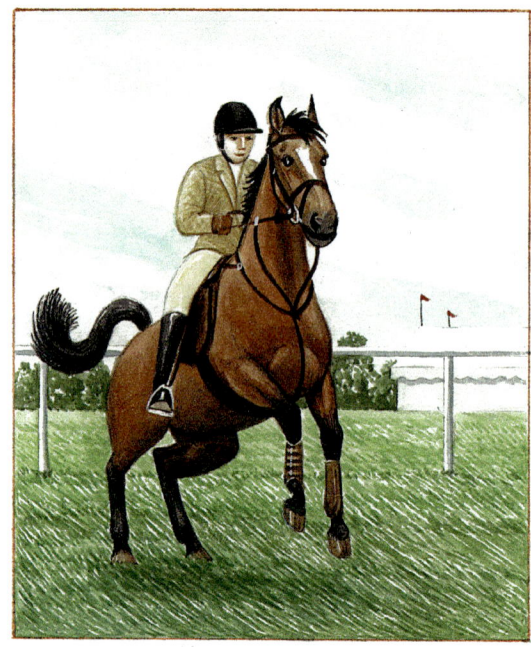

La tiña

La aparición de la tiña puede llegar a ser muy preocupante, y es una afección muy infecciosa. Normalmente responde bien y rápidamente al tratamiento con terapias naturales. Mencionaremos sólo unas cuantas de ellas. Si no funcionan, habrá que consultar al veterinario para escoger otras. Deben tomarse medidas higiénicas, ya que esta afección se puede contagiar al hombre. La mejor manera de poseer defensas es tener una piel sana y tranquilidad de espíritu. Por esta razón el caballo debe estar cómodamente instalado y tranquilo, y alimentarse con una dieta natural. Es lo mismo para el caballo y para el hombre.

- *Homeopatía: **Bacillus.***
- *Sales: **Kali sulphuricum.***
- *Hierbas:* **Equinácea,** *Galium agarine* y **Acedera.**
- *Aceites esenciales:* **Hierba de San Roberto** y **Menta** (inhalación).

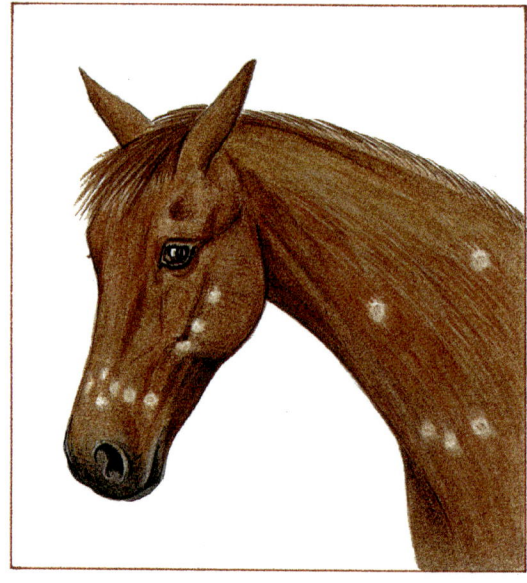

Los síntomas de esta afección son la existencia de placas sin pelo, a veces úlceras húmedas, lesiones escamosas, un pelo feo y el mal aspecto general del caballo.

Las rozaduras de la silla

Las rozaduras se deben a una mala colocación de la silla, la mantilla o a un sudadero de fieltro mal confeccionado. Es fundamental eliminar la causa que provoca la rozadura y aplicar rápidamente un tratamiento eficaz. Un equipo en malas condiciones constituye un serio problema para el caballo. Estos equipos deben descartarse inmediatamente. Los tratamientos adecuados para solucionar este problema son:

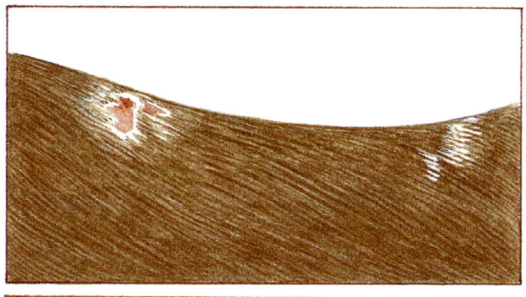

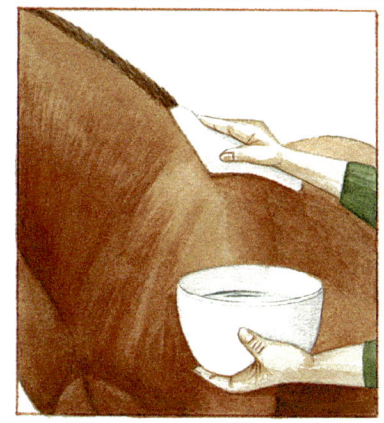

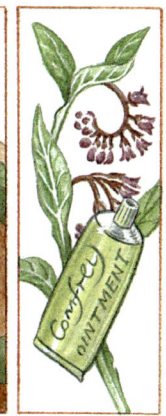

- *Homeopatía:* **Árnica** de uso interno; **Corazoncillo** si hay mucho dolor; loción de **Árnica** si la piel no está dañada; loción de **Corazoncillo** y **Caléndula** con dilución de 1 en 10 si la piel está dañada.
- *Aceites esenciales:* Si la piel no está dañada, aplicar **Lavanda** y **Romero.**
- *Hierbas:* **Consuelda** para uso interno, y también en forma de pomada.
- *Sales: **Natrum muriaticum, Calcarea sulphurica.***

El sobrehueso

Esta molesta afección suele afectar a caballos de siete u ocho años. Es una inflamación de uno de los metacarpianos rudimentarios que están a lo largo de los huesos de la caña y normalmente afecta la parte interior de las extremidades anteriores. Puede ser muy dolorosa pero no suele ser una lesión de larga duración. Visiblemente se percibe como un bulto que si no se reduce tras la desaparición de la inflamación, queda un defecto permanente.

- *Homeopatía:* **Árnica/Ruda** al principio; **Símfito/Hekla** más adelante.
- *Hierbas:* **Consuelda** de uso interno o en forma de pomada y/o cataplasmas.
- *Aceites esenciales:* Un masaje de **Eucalipto, Lavanda** y las plantas labiadas del género **Rosmarinus** pueden ir bien**.**

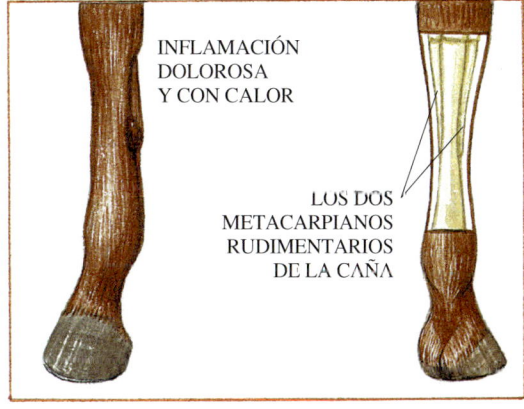

INFLAMACIÓN DOLOROSA Y CON CALOR

LOS DOS METACARPIANOS RUDIMENTARIOS DE LA CAÑA

- *Sales: **Natrum phosphoricum, Magnesium phosphoricum.***
- También se pueden aplicar **imanes** sobre la zona afectada.

Las distensiones en los tendones, ligamentos y músculos ■

Los desgarros o las distensiones en los tendones y ligamentos pueden llegar a ser una lesión muy importante. Debe hacerse descansar al caballo inmediatamente y darle paseos tranquilos cada día. Hay diferencias de opinión en relación con la necesidad de poner al caballo en descanso en el box, pero en términos generales soy contrario a esta solución, si bien es cierto que en determinadas ocasiones muy especiales puede que sea necesario adoptarla. Los factores que predisponen el caballo a sufrir estas lesiones en los tendones y ligamentos son la mala alineación de su espina dorsal con su pelvis, el tipo de equitación que se practica con él, así como el ejercicio que realiza y el herraje.

Tendones y ligamentos
- *Homeopatía:* **Árnica** al principio, **Ruda** en todo momento.
- *Hierbas:* **Consuelda.**
- *Aceites esenciales:* Masaje con **Manzanilla, Alcanfor, Eucalipto, Lavanda** y **Romero.**
- Se pueden poner **imanes** sobre los ligamentos lesionados.
- *Láser:* Una terapia continuada con láser puede ser de gran utilidad en la fase inicial de la lesión.

Distensiones musculares/ lesiones musculares
En general, los mismos principios sirven para las lesiones musculares y las tendinosas (mencionadas anteriormente). Los remedios para curarlas son:

- *Homeopatía:* **Rhus toxicodendron** y **Árnica.**
- *Hierbas:* **Consuelda.**
- *Sales:* **Natrum phosphoricum** y **Natrum sulphuricum.**
- *Aceites esenciales:* Masajes con **Bergamota, Eucalipto, Lavanda** y **Romero.**

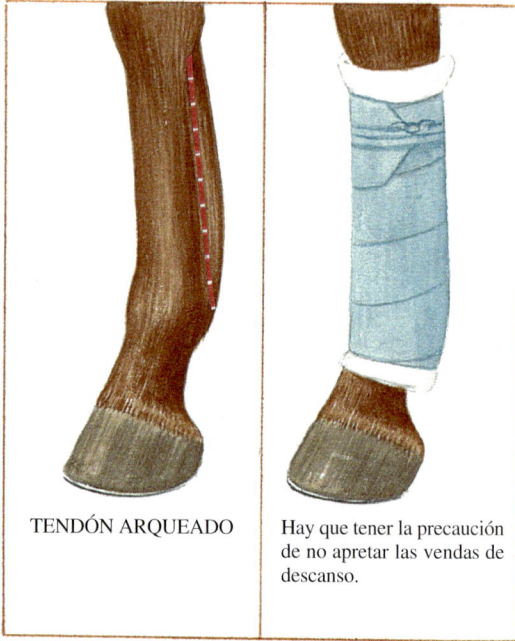

TENDÓN ARQUEADO

Hay que tener la precaución de no apretar las vendas de descanso.

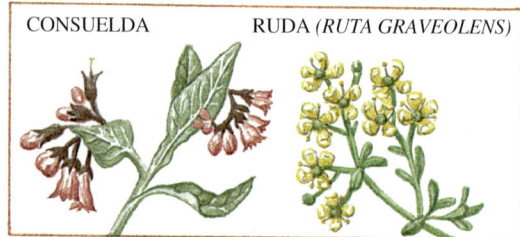

CONSUELDA

RUDA (*RUTA GRAVEOLENS*)

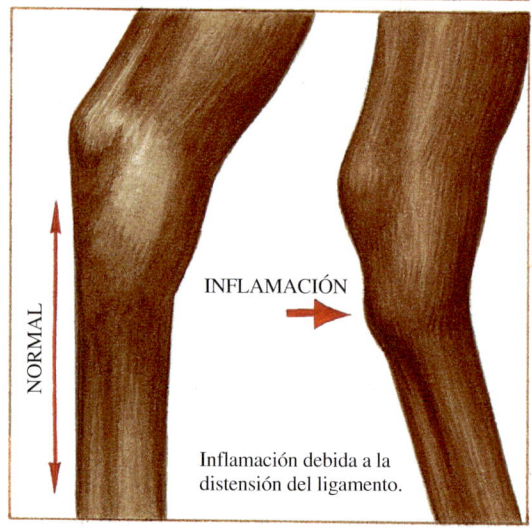

NORMAL

INFLAMACIÓN

Inflamación debida a la distensión del ligamento.

Las afecciones cutáneas alérgicas

Se trata de una compleja afección alérgica que afecta fundamentalmente a los ponis y que puede tener diversas causas. Cada uno de los múltiples factores que intervienen en cada individuo inciden de distinta manera. La luz solar, los mosquitos y las proteínas de la hierba son elementos importantes en esta afección. Si el problema no desaparece tras la aplicación de los primeros cuidados, es fundamental consultar al veterinario para seleccionar unos remedios naturales alternativos distintos que sean más adecuados.

- *Homeopatía:* **Grafito,** tratamiento tópico con loción de **Corazoncillo** y **Caléndula** con una dilución de 1 en 10.
- *Hierbas:* **Galium agarine, Equinácea, Ortiga.**
- *Sales: **Natrum muriaticum, Kali sulphuricum** y **Calcarea phosphorica.***
- *Aceites esenciales:* **Bergamota, Camomila, Hierba de San Roberto, Hisopo** y **Lavanda.**

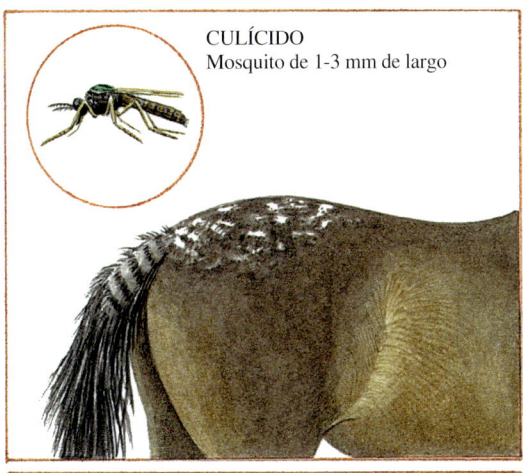

CULÍCIDO
Mosquito de 1-3 mm de largo

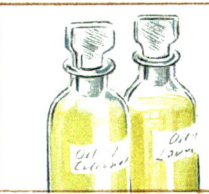

Aceite repelente de moscas. Madera de cedro, madera de sándalo, poleo, hierba de los gatos y lavanda pueden aplicarse con regularidad para ahuyentar las moscas.

Las vejigas

Esta molesta inflamación alrededor del menudillo no suele impedir que se siga trabajando al caballo, pero es indicativa de la existencia de algún problema subyacente que debe ser tratado. Los factores más comunes que provocan esta inflamación son la alimentación, la estabulación y algún pequeño trauma crónico que se haya producido en la articulación. Deben examinarse estos problemas cuidadosamente. También es fundamental un buen herraje. Esta afección suele aparecer cuando el caballo está en la cuadra, por lo que es importante que haga ejercicio para una buena circulación de la sangre y linfática.

- *Homeopatía: **Apis mellifica, Ruta graveolens,** Brionia, **Rhus toxicodendron**.*
- *Hierbas:* **Diente de león, Leche de cardo, Galium aparine.**
- *Sales: **Natrum muriaticum.***
- *Aceites esenciales:* Masaje con **Eucalipto, Enebro, Pachulí** y **Romero.**

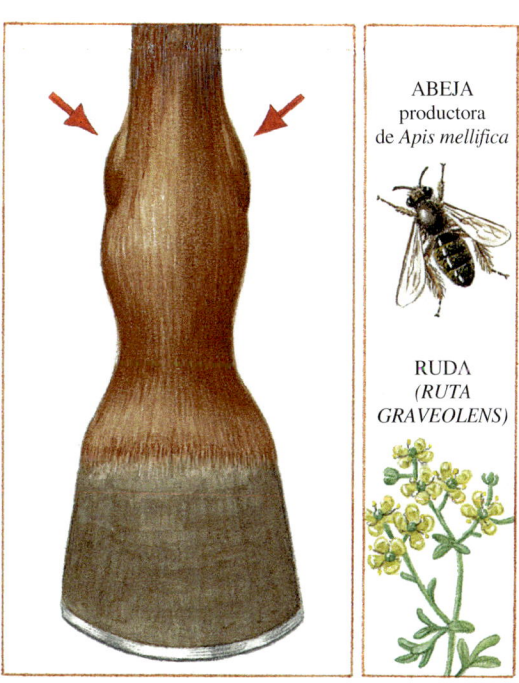

ABEJA
productora
de *Apis mellifica*

RUDA
(RUTA GRAVEOLENS)

Guía de dosificación y administración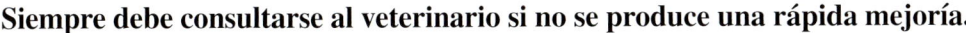

Siempre debe consultarse al veterinario si no se produce una rápida mejoría.

Homeopatía

La potencia más corriente es la 6c, pero también se puede conseguir la potencia 30c. Por regla general se puede administrar el producto dos veces al día hasta observar una mejoría. Todos los preparados deben ser de administración oral, salvo las lociones. Los preparados secos pueden introducirse en la boca mediante un trozo de papel doblado o con un pequeño trozo de manzana o pan. Los preparados líquidos se pueden administrar con un cuentagotas o en un trozo de manzana. Se pueden utilizar productos homeopáticos combinados, pero son de menor efecto. No debe tocarse el producto con las manos.

Hierbas

Las hierbas se suelen dar secas o en polvo. Se pueden conseguir tinturas. Se administran una o dos veces al día y la dosis diaria habitual es de aproximadamente 20 g, pero varía con cada hierba. No deben utilizarse hierbas durante mucho tiempo seguido, salvo si supervisa su administración un veterinario especializado. Siempre deben comprarse en un establecimiento acreditado, y comprobar que las etiquetas de los productos sean correctas y no tengan un precio disparatado. Las hierbas se suelen administrar junto con la comida seca; por ejemplo, con cebada o en una mezcla alimentaria holística.

Las sales

Dar diez tabletas dos veces al día hasta observar una mejoría. Es muy importante manipular cuidadosamente el producto al igual que sucede con los productos homeopáticos.

Las flores de Bach

Se obtiene una preparación líquida que se puede administrar directamente por la boca desde el cuentagotas, teniendo la precaución de no contaminar el cuentagotas con la saliva o los alimentos. Administrar el producto dos veces al día hasta observar una mejoría. Manipular el producto igual que los productos homeopáticos.

Los aceites esenciales

Son aceites de olores muy intensos que deben guardarse lejos de los remedios homeopáticos, las sales y las flores de Bach. Se pueden dar masajes aplicando unas cuantas gotas diluidas en un producto graso líquido, como el aceite de almendras. Se puede friccionar suavemente la parte afectada. También se pueden hacer inhalar al caballo los vapores preparados con un hornillo (pero en las cuadras hay que tener mucho cuidado) o poniendo una gota de esencia cerca del ollar. También se pueden aplicar cerca de la parte afectada o en los puntos de acupresión, poniendo tan sólo unas gotas y ejerciendo presión con el dedo. Se aplican dos veces al día hasta observar una mejoría.

Los imanes

Los veterinarios tienen una amplia gama de imanes de aplicación local y también se pueden encontrar en el comercio. Deben seguirse las instrucciones del fabricante o, en caso de no haberlas, aplicar el imán sobre la parte afectada durante un periodo máximo de doce horas al día. En caso de calor o inflamación, dejar de aplicarlo hasta su desaparición. Interrumpir el tratamiento en cuanto el problema haya mejorado suficientemente.

Anotaciones personales